# DES INJECTIONS INTRA-RECTALES

DE

# SOLUTIONS SALINES

DANS

# LES HÉMORRAGIES, LE SHOCK ET LES INFECTIONS

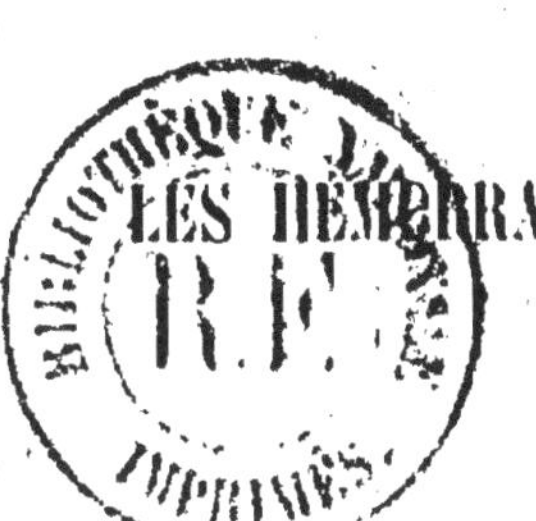

PAR

Le Dr Louis LÉPINE

LYON

A. REY, IMPRIMEUR-EDITEUR DE L'UNIVERSITE

4, RUE GENTIL, 4

—

1899

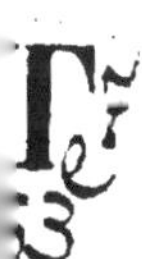

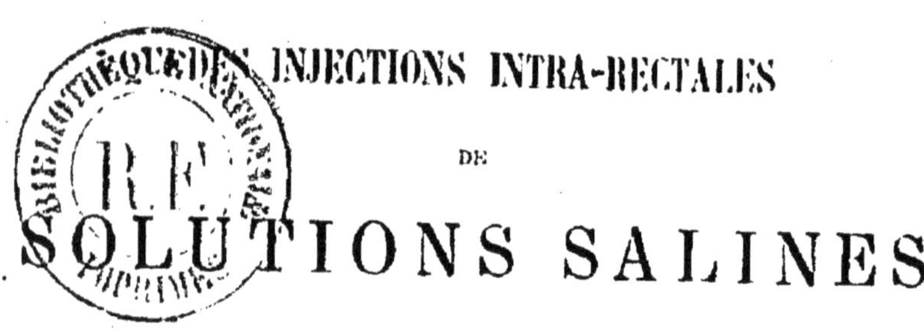

# DES INJECTIONS INTRA-RECTALES

DE

# SOLUTIONS SALINES

DANS

## LES HÉMORRAGIES, LE SHOCK ET LES INFECTIONS

# DES INJECTIONS INTRA-RECTALES

DE

# SOLUTIONS SALINES

DANS

LES HÉMORRAGIES, LE SHOCK ET LES INFECTIONS



PAR

Le Dr Louis LÉPINE

LYON
A. REY, IMPRIMEUR-ÉDITEUR DE L'UNIVERSITÉ
4, RUE GENTIL, 4
1899

*A la veille d'entrer dans la carrière médicale, nous avons un devoir des plus agréables à remplir : celui de remercier nos maîtres de l'Ecole de Médecine et de l'Hôpital de Grenoble qui nous ont aidé si puissamment dans nos études médicales de leur grand savoir et de leur expérience. Nous n'aurons garde d'oublier, dans la pratique journalière de l'art qu'ils nous ont enseigné, leurs leçons et leurs avis. Nous tenons à leur offrir ici l'expression de notre profonde reconnaissance.*

*M. le Dr Nicolas, professeur de Physiologie, dont nous avons été pendant deux ans le préparateur, nous a appris, par son enseignement éclairé et par sa sollicitude de chaque jour, à aimer cette branche si importante de la médecine. Nous sommes heureux de pouvoir le remercier ici, ainsi que M. le Dr Bordier, directeur de l'Ecole de médecine et de pharmacie de Grenoble, qui nous a, en maintes circonstances, témoigné un si bienveillant intérêt.*

*Nous devons à l'obligeance de M. le professeur Fochier, en même temps que des renseignements qui nous ont été des plus précieux sur l'application du pro-*

*cédé des injections intra-rectales dans son service de la Charité, un certain nombre d'observations que l'on trouvera à la fin de ce travail. Nous l'en remercions bien vivement.*

*M. le professeur Poncet, qui a bien voulu nous inspirer le sujet de cette thèse, nous fait le grand honneur d'en accepter la présidence. Nous le prions d'agréer l'hommage de notre respectueuse gratitude.*

---

# INTRODUCTON

L'emploi des solutions salines a pris ces dernières années, en thérapeutique, une place des plus importantes. Cette méthode a donné entre les mains des praticiens qui l'ont adoptée des succès très positifs, et ses indications paraissent devenir chaque jour plus nombreuses.

Tant en France qu'à l'étranger cette question, encore à l'étude à l'heure actuelle, a suscité toute une série de travaux et d'expériences.

Nous n'avons donc pas la prétention de faire œuvre nouvelle. En apportant à l'étude des liquides salins notre modeste contribution, nous n'avons pour but que de décrire et de préconiser un procédé d'introduction de ces solutions dans l'organisme, procédé qui paraît réunir à de réels avantages de simplicité, les mêmes résultats heureux des autres méthodes employées jusqu'à ce jour.

Dans le cours de ce travail, nous avons omis à dessein les dénominations de sérum artificiel et de solution physiologique appliquées par beaucoup d'auteurs aux solutions salines. Dans son édition de 1898, M. Landouzy dans ses leçons sur la sérothérapie artificielle maintient la première de ces appellations. Pour notre part, nous nous rangeons complètement à l'avis de MM. Chauveau et Charrin[1] qui se sont élevés contre l'équivoque que peut entraîner le mot de sérum. Le sérum est en effet un liquide toxique, doué de propriétés nettement définies, et à l'heure actuelle où ces solutions comme les sérums sont entre toutes les mains, cette désignation peut favoriser des erreurs et produire une confusion fâcheuse.

Nous ne conserverons pas davantage les mots solution physiologique qui ne peuvent s'appliquer dans tous les cas qu'à la solution de chlorure de sodium à 7 pour 1000. La composition de ces solutions salines étant variables suivant les auteurs, cette appellation nous a paru aussi inexacte que la première et nous avons dû la rejeter.

Voici maintenant de quelle façon nous avons compris l'économie de ce petit travail :

Après un court chapitre consacré à l'historique de la question, nous étudierons dans une première partie les solutions salines au double point de vue de leur action physiologique et de leurs effets cliniques.

Dans une deuxième partie, nous passerons en revue les diverses méthodes d'introduction de ces solutions dans l'organisme.

Nous exposerons enfin dans un dernier chapitre le procédé nouveau de l'injection intra-rectale, que nous accompagnerons d'un certain nombre d'observations.

[1] *Société de biologie*, 18 mai 1896.

# DES INJECTIONS INTRA-RECTALES

DE

# SOLUTIONS SALINES

DANS

# LES HÉMORRAGIES, LE SHOCK ET LES INFECTIONS

## CHAPITRE PREMIER

### HISTORIQUE

L'introduction dans l'organisme de solutions salines 'est pas chose nouvelle. « Ce qui est nouveau, écrit M. Landouzy, c'est l'extension que l'on a donnée à cette médication, le grand nombre d'applications qu'on lui trouve, c'est encore et surtout ce fait que l'on recourt, par choix, aux injections de solutions salines plus souvent et plus largement que ne le faisaient les devanciers. »

Nous passerons donc rapidement sur les travaux des novateurs de la méthode, et, sans remonter à la pratique de la transfusion qui provoqua jadis un si légitime enthousiasme, nous faisons partir le début de cet exposé historique de l'épidémie de choléra de 1830, dans laquelle Jœnischen (de Moscou), sur les conseils du chimiste russe Hermann, pratiqua aux cholériques des injections intraveineuses d'eau acidulée.

Deux ans plus tard (1832), Thomas Latta (de Leith) et O'Schaughnessy emploient la même médication en remplaçant l'eau acidulée par de l'eau salée. La méthode se répand et les expérimentateurs qui en ont adopté le principe font seulement varier la composition du liquide à injecter. Sandras et Wolf injectent de l'eau pure; Lewins, Lizan, Christian, Craigie, Anderson, Carruthers, Watherill et Magendie se servent de diverses solutions salines; Inozemtzew et Lauric, de sérum humain; Dieffenbach de sang frais.

Puis la méthode paraît tomber dans l'oubli, et dans les épidémies suivantes les essais restent isolés. A cette époque se place une tentative originale : Piorry cherche à faire pénétrer par la vessie une solution saline dans l'organisme.

Cs n'est qu'en 1873 que commence vraiment l'étude scientifique de l'usage des solutions salines.

M. Hayem, reprenant la méthode de Latta, proposa d'injecter aux cholériques par voie intra-veineuse le liquide suivant :

| | | |
|---|---|---|
| Sulfate de soude. . . . | 10 | grammes. |
| Chlorure de sodium. . . | 5 | — |
| Eau distillée. . . . . | 1000 | — |

qui, en se rapprochant de la composition du sérum sanguin, n'exerce aucune action nocive sur les éléments figurés, et permet de lutter ainsi contre la déshydratation du sang et des tissus. Les résultats furent des plus remarquables : sur 100 cholériques injectés, Hayem obtint 25 guérisons.

A peu près à la même époque, Jolyet et Laffont en France, Kronecker et Sander en Allemagne établissent, par une série d'expériences physiologiques, l'indication clinique des injections salines dans le traitement des hémorragies. Ces auteurs montrent que lorsqu'un animal meurt d'hémorragie, il lui reste encore une notable quantité de sang, mais que la vacuité des vaisseaux en empêche la circulation et l'utilisation, et que si, par l'introduction d'un liquide inoffensif pour les éléments figurés, on ramène ceux-ci dans la circulation, il semble que l'on doive obtenir tous les bénéfices de la transfusion.

Les résultats cliniques viennent bientôt confirmer ces données expérimentales. Roux de Lausanne cite, en 1884, quatorze observations de Bischoff, de Küstner, de Kocher et Kümmel, de Jennings et Coates, de Guyon et Segond en faveur de la méthode en chirurgie et en gynécologie. On généralise l'emploi des injections copieuses après les septicémies post-opératoires, le shock traumatique, les opérations graves sur l'abdomen. Landerer, Richardson, Kysler obtiennent une série de succès ; Lépine publie un résultat heureux dans un cas d'anémie chronique.

Mais déjà depuis 1865, en même temps que la méthode intra-veineuse, se développait quoique plus modestement la méthode des injections sous-cutanées. Cantini (de Naples) en avait été le promoteur. Samuel (de Königsberg), Michaël (de Hambourg), Pregaldino (de Gand) l'avaient suivi dans cette voie et produisaient des statistiques favorables. Quelques essais d'injections par voie artérielle ou intra-péritonéale avaient été rapidement abandonnés.

Grâce au retentissement si légitime des recherches de Hayem, de Jolyet et de Laffont, les travaux vont se multiplier. Rosenbach retire de l'emploi de la méthode de favorables résultats dans les états de faiblesse du cœur ;

mais déjà l'étude des solutions salines prend une direction toute nouvelle et, sous le nom de *lavage du sang*, on va voir s'accroître de plus en plus les importantes applications de cette médication nouvelle.

Sanarelli et Ganguirico étudient l'action des injections salines dans les cas d'empoisonnements (strychnine, alcool, chloral, caféine, etc.).

Puis surviennent les remarquables travaux de MM. Dastre et Loye qui déterminent par de rigoureuses expériences la vitesse toxique de l'injection et qui pénètrent fort avant dans l'étude de l'action physiologique des solutions salines. Les conclusions de cette étude expérimentale déterminent le rôle considérable que la pratique des injections salines va jouer dans le traitement des infections et des intoxications.

M. Delbet fait une étude sur le même sujet, puis M. Mayet (de Lyon), Gervais de Rouville (1894) étudient cette action en détail.

Tout aussitôt, Sahli (de Berne) et Cartier utilisent la méthode dans la fièvre typhoïde; Démeville et Marais l'appliquent dans la gastro-entérite, le choléra infantile et l'athrepsie. Pinard, Tarnier, Fochier, Dumontpallier, Porrak l'emploient avantageusement dans les accès d'éclampsie et dans l'infection puerpérale.

La méthode expérimentale, avec Delbet, Carrion et Haillon, Bosc et Vedel, Lépine, Chassevant, Henriquez, vient compléter les recherches de Dastre et Loye. Enfin prennent place les innombrables travaux qui sont l'œuvre de ces dernières années, et dont on retrouvera l'énumération dans le cours de ce travail.

Pour nombreux que soient ces travaux, pour importants que soient les résultats obtenus jusqu'à ce jour, il semble qu'il y a encore, à l'heure actuelle, un long chemin à parcourir dans l'étude de cette question des solutions salines. Cependant, dès à présent, en face des bénéfices si réels que retire chaque jour de cette méthode la thérapeutique clinique, et du nombre sans cesse croissant de ses indications, on peut sans crainte d'exagération placer la pratique des injections salines au rang des meilleures de nos grandes médications.

---

## CHAPITRE II

### ACTION PHYSIOLOGIQUE ET EFFETS CLINIQUES DES SOLUTIONS SALINES

En résumant ici les travaux et les expériences que nous venons de passer en revue dans le chapitre précédent, nous voyons que les recherches des auteurs qui se sont occupés de l'action thérapeutique des solutions salines se sont effectuées dans deux voies bien différentes.

Les uns, avec Jolyet et Laffont, ont eu principalement en vue le traitement de certains états pathologiques où s'observe une diminution de la tension sanguine (collapsus hémorragique, shock, états de faiblesse du cœur, etc.), ou un changement d'état physique ou chimique du sang (épaississement : choléra, acidité : diabète), et cela en s'adressant à une action purement mécanique du liquide injecté.

D'autres, avec Dastre et Loye, Bosc et Vedel, se sont proposés d'utiliser dans l'injection saline une action dépuratrice dans la plupart des maladies infectieuses et des intoxications d'ordre médical ou chirurgical.

C'est dans cette dernière direction que se poursuit l'étude actuelle des liquides salins ; car si, dans le premier ordre d'idées, les travaux actuels ont donné de l'action thérapeutique une solution complète, le problème offre encore, dans la nouvelle voie des infections, de nombreuses inconnues à résoudre.

C'est l'étude physiologique et clinique de cette question envisagée à ce double point de vue, sous les noms de transfusion séreuse et de lavage du sang, qui va faire l'objet de ce chapitre.

## TRANSFUSION SÉREUSE

*Hémorragies. — Shock traumatique et opératoire. Choléra. — Diabète.*

Schwartz, le premier, a, par ses expériences, montré que la mort qui survient à la suite de pertes abondantes de sang est due à l'arrêt de la circulation, causé lui-même par la disproportion purement mécanique entre la capacité du système vasculaire et son contenu, et non pas, comme on l'admettait jusque-là, par l'insuffisance de matériaux nutritifs du sang qui reste dans l'organisme. Cest pourquoi Schwartz proposa, dans le traitement de l'anémie aiguë, l'injection salée pour faire cesser la disproportion dont nous avons parlé.

Hayem admet à peu près le même mécanisme. Dans la mort par hémorragie, il envisage deux ordres de faits : 1° une diminution du travail du cœur consécutive à l'hypotension, par suite l'impossibilité mécanique de la circulation ; 2° la diminution de la masse sanguine. Par l'introduction d'un liquide, il augmente cette masse du sang, rétablit la tension vasculaire et permet ainsi le fonctionnement normal du cœur.

A la suite de nombreuses expériences, le Dr Horrocks a établi les points suivants :

1° Quand un malade a succombé par hémorragie rapide, il reste encore dans son organisme une quantité suffisante de sang pour le rappeler à la vie, si ce sang pouvait circuler ;

2° La moitié de la quantité normale de sang peut remplir les mêmes fonctions que le volume total, si la rapidité de son mouvement est double ;

3° La mort par hémorragie vient de l'arrêt du cœur par suite de la chute de la pression sanguine ;

4° Cette pression peut remonter, si on transfuse une quantité de liquide égale à celle du sang perdu.

Il est donc clairement démontré que ce qu'il y a à viser, dans les accidents consécutifs aux grandes hémorragies, c'est l'hypotension vasculaire, formellement justiciable de la transfusion séreuse. Il en est de même de l'état spécial qu'on a décrit sous le nom de shock et dans lequel, à l'hypotension vasculaire, se joint un autre élément, l'hypotension nerveuse.

**Le shock** ou collapsus nerveux, stupeur traumatique, comme le désigne Pirogoff, ou mieux le choc (opératoire ou traumatique), ne doit pas être confondu avec la syncope et l'anémie consécutives aux grandes hémorragies. Il faut comprendre sous cette désignation un ensemble de phénomènes survenant à la suite d'une émotion (d'un danger grave), d'un traumatisme (plaies par armes à feu, grands écrasements), surtout des opérations sur l'abdomen, et dont le caractère dominant est une dépression considérable de l'organisme, résultat d'actes inhibitoires réflexes. Les manifestations immédiates de cet état pathologique souvent funeste sont les suivantes : affaiblissement des pulsations cardiaques, abaissement de la température, pâleur des tissus, un certain degré d'anesthésie joint à la faiblesse musculaire, avec conservation de l'intelligence qui est affaiblie et comme engourdie. Fischer[1] admet que dans cet état, il y a paralysie de tous les vaso-moteurs, entraînant ainsi de l'hypotension sanguine. C'est cette hypotension qui fait dans le shock l'indication de la transfusion séreuse à laquelle on doit, dans certains cas considérés comme désespérés, les plus beaux succès de la méthode.

En définitive, dans le cas qui nous occupe, le but thérapeutique envisagé dans l'emploi de la transfusion séreuse paraît se borner à une seule action mécanique, soit pour élever rapidement la tension vasculaire à l'effet d'exciter les actes organiques et fonctionnels (choc nerveux, traumatique ou opératoire), soit pour remplacer le sang sorti de l'organisme et permettre à la circulation de s'effectuer (anémie aiguë).

Il est cependant une action directe qui paraît produite par l'injection saline ; c'est une action hémostatique.

M. Faney[2] a bien mis en lumière cette propriété importante du liquide salin. Après avoir expérimentalement produit sur des animaux des hémorragies en nappe, l'auteur a vu ces hémorragies s'arrêter sous l'influence des injections salines. A la suite de nouvelles recherches,

[1] Fischer, *Volkmann's Sammlung klin. Wort.*, n° 10.

[2] Faney, *Du traitement des hémorragies par le sérum salé* (thèse, Paris, 1896).

M. Faney a démontré que, sous cette influence, le sang présentait une grande tendance à la coagulation, ce qui explique suffisamment cette action hémostatique des solutions salines. Voici d'ailleurs comment s'exprime, sur ce point, M. A. Martin (*Bulletin général de la Société de thérapeutique*, 8 janvier 1899) :

« Dans les hémorragies obstétricales, traumatiques et post-opératoires, l'emploi des solutions salines s'impose ; après les injections d'ergotinine, nous n'avons, en effet, pas d'agent capable d'une action hémostatique supérieure.

Il nous reste à passer en revue les espèces cliniques qui rentrent dans le cadre que nous venons d'étudier et qui bénéficient chaque jour de la transfusion séreuse. Nous ne ferons que les citer ; ce sont :

Les *blessés* qui ont subi de grands traumatismes avec hémorragies abondantes (écrasements, amputations, blessures des vaisseaux, etc.).

Les *opérés*, chez qui il s'est fait pendant ou après l'intervention une perte assez forte de sang ou chez qui l'on observe un shock opératoire.

Les *parturientes* qui présentent, par suite d'inertie utérine ou d'insertion vicieuse du placenta, des hémorragies souvent mortelles.

Les *malades* qui, déjà affaiblis, subissent une forte perte de sang, soit par melæna ou hématémèses (cancer, ulcère de l'estomac), soit par hémorragies intestinales (fièvre typhoïde), soit par hémoptysie (tuberculose pulmonaire).

Les femmes atteintes de métrorragies persistantes.

Enfin tous les états pathologiques dans lesquels on

trouve la dépression de la tension vasculaire, que cette hypotension soit le résultat d'hémorragies ou de choc nerveux.

**Choléra.** — On a vu plus haut que les premières recherches qui se sont effectuées sur l'emploi des solutions salines avaient eu lieu à propos du choléra. Si nous plaçons cette médication dans le groupe des transfusions séreuses, c'est que, là encore, on ne fait appel qu'à une action purement physique du liquide introduit.

Hayem qui, en 1884, a obtenu un grand nombre de succès par l'usage de cette méthode, n'avait en effet pour but que de modifier l'épaississement du sang des cholériques par la solution saline. Peut-être la question est-elle plus complexe et, par certain côté, l'application de ce procédé, devrait-elle être comprise dans l'étude que nous allons faire tout à l'heure de la médication sous le nom de lavage du sang. Mais comme, ainsi que dans les états pathologiques que nous avons déjà envisagés, la première indication à remplir paraît résulter d'une pure action mécanique des solutions salines, nous comprendrons cette affection à l'exemple de M. Manquat, dans le groupe des états pathologiques justiciables de la transfusion séreuse.

**Diabète.** — M. Lépine, qui a appliqué au traitement du diabète la méthode des injections salines, ne demande plus à cette médication une action physique et mécanique, mais une action chimique. Ayant constaté que, chez les diabétiques, le sang perd une grande partie de son alcalinité, le professeur de Lyon emprunte à une solution de chlorure de sodium introduite dans le sang l'élément d'alcalinité qui manque à ce dernier, surtout dans l'état désigné sous le nom de *coma diabétique*. C'est pour la même raison que M. Lépine fait absorber au malade du bicarbonate de soude par la voie buccale. Ces résultats ont été d'ailleurs confirmés par MM. Roque, Devic et Hugounenq qui ont vu que le sang d'un sujet mort de coma diabétique avait son alcalinité diminuée de moitié. Le sérum de ce sang était hypertoxique ; mais si par l'addition de bicarbonate de soude on lui rendait son alcalinité normale, sa toxicité devenait environ six fois moindre.

On peut donc rattacher à la transfusion séreuse, comme s'en rapprochant par son mode d'action, l'injection d'une solution alcaline dans le sang des malades atteints de coma diabétique.

## LAVAGE DU SANG

*Infections. — Intoxications. — Auto-intoxications.*

Avec l'étude de l'application des solutions salines au traitement des infections et des intoxications commencent les véritables difficultés dans l'explication de leur action physiologique.

MM. Dastre et Loye qui, les premiers, ont entrepris sur ce sujet d'importantes recherches, ont montré que le grand rôle de l'injection saline était un rôle d'élimination par augmentation de la diurèse, et que le liquide introduit ne faisait que traverser l'organisme, où il se chargeait de produits toxiques qu'il drainait, pour ainsi dire, hors de l'économie. C'est ce qui leur faisait donner à cette méthode le nom de lavage du sang.

La maladie infectieuse, en effet, au même titre que les intoxications, est un empoisonnement de l'organisme.

Ici les poisons portent le nom de toxines et sont fabriqués par les microbes; solubilisés dans le sang, ils se trouvent, par son intermédiaire, en contact intime avec les tissus dans lesquels ils produisent les phénomènes si variés de l'infection. L'explication que donnaient de l'action physiologique des solutions salines MM. Dastre et Loye, semblait donc rationnelle. Mais tout ne semble pas se passer, en réalité, suivant l'hypothèse admise par ces auteurs.

Les urines éliminées ne paraissent pas être davantage chargées de produits toxiques après qu'avant l'injection.

D'autre part, l'amélioration présentée par le malade peut se manifester avant l'apparition de la diurèse, ce qui fait dire à M. le professeur Lépine que le mode d'action de la médication est très vraisemblablement complexe.

Les éléments à considérer pour l'étude de cette question sont nombreux et l'on doit tenir compte de facteurs importants qui peuvent faire varier dans une large mesure le mode d'action du liquide salin.

En présence du principe de l'infection, l'économie dispose, en effet, d'une série de moyens de réaction : activité phagocytaire, pouvoir antitoxique du sang, sécrétions glandulaires, etc... Ces divers moyens de défense sont certainement influencés, chacun pour leur propre compte, par le liquide introduit, et rendent, par cela même, la solution du problème encore plus délicate. M. Claise, qui fait jouer, à juste titre, un grand rôle aux leucocytes, dit en substance : Il est possible que la gravité des accidents infectieux tienne en partie à une insuffisance dans l'action des leucocytes. Cette insuffisance serait-elle due à l'hypertoxicité du sang ? L'eau salée agirait peut-être alors en diminuant cette toxicité par simple dilution et en apportant surtout des éléments qui relèvent de la vie cellulaire. Celle-ci se réveille, la lutte reprend ; les leucocytes détruisent alors microbes et toxines.

De plus, MM. Courmont et Doyon ont prouvé que sous l'influence des poisons microbiens, les éléments de l'organisme produisent eux-mêmes des toxines tout aussi nuisibles que les premières.

M. Charrin, rappelant que la dialyse atténue les toxines, fait intervenir des modifications de l'osmose, la fixation et la précipitation de produits nuisibles et l'excitation des neurones.

En résumé, le résultat capital des injections salines est la diurèse qui, suivant Bose et Vedel, commence trente minutes après l'injection. C'est là le point acquis. Quant à ce qui est de la présence plus ou moins grande des toxines dans l'urine, les travaux produits semblent contradictoires. A l'exemple de Manquat, nous nous arrêtons pour le moment à l'opinion suivante : le facteur le plus important de l'amélioration qui se produit dans l'infection sous l'influence de l'injection saline paraît être la très grande dilution des toxines et, par suite, l'amoindrissement de leur activité d'une part et la nutrition plus parfaite des éléments anatomiques dans un sang moins toxique d'autre part.

**Urémie.**— Nous tenons à dire quelques mots sur cette forme spéciale de l'auto-intoxication qui a retiré de l'emploi des injections salines d'excellents bénéfices.

Les accidents de l'urémie sont dus à l'empoisonnement de l'organisme par les produits excrémentitiels d'origine organique qui, par suite de l'insuffisance dans l'excrétion urinaire, se trouvent retenus dans le sang.

La solution saline amène dans ce cas la dilution de ces produits par sa présence dans le sang et leur élimination par l'excitation qu'elle produit sur la diurèse. M. le professeur Fochier a institué à la Charité la méthode systématique de l'injection saline dans le traitement de l'urémie pré-éclamptique et éclamptique par le procédé de l'injection rectale que nous décrirons tout à l'heure, et en obtient chaque fois de remarquables résultats.

M. le professeur Fochier a bien voulu nous communiquer les observations que l'on pourra lire plus loin et qui viennent à l'appui de ce que nous venons de dire.

## EFFETS CLINIQUES DES SOLUTIONS SALINES

Quel que soit le procédé employé pour l'introduction dans l'organisme des solutions salines, et quelle que soit la nature de l'affection où on l'applique, on observe toujours à la suite de la médication une série de phénomènes constants. Il n'y a guère que des différences d'intensité ou de rapidité.

Avec M. Bosc, nous divisons ces effets en trois périodes :

**Première période.**

*Circulation.* — Le pouls, qui avant l'injection était petit, filiforme, intermittent, devient pendant l'injection moins rapide, plus énergique et plus régulier.

*Respiration*.— Vers la fin de l'injection, la respiration devient plus ample, plus facile, plus régulière et se ralentit légèrement.

*Calorification*. — Durant l'injection, la température axillaire s'élève peu à peu, mais cette élévation ne devient notable qu'après l'introduction d'une quantité assez considérable de liquide. La température rectale suit la température axillaire.

*Diurèse*. — Cette secrétion ne se produit pas pendant l'injection.

*Tube digestif*.— Quelquefois vomissements.

**Deuxième période** ou période critique ou de réaction.

Peu après l'injection, la physionomie du malade se modifie : le regard est moins vif, la respiration est moins facile, le pouls plus fréquent. Puis éclate un frisson violent qui peut être comparé au fameux frisson de la pneumonie. C'est la *période de froid*.

Puis le pouls devient rapide, il faiblit, perd sa régularité ; la respiration augmente de fréquence, redevient difficile. La température qui s'élevait lentement monte brusquement. On est alors en pleine *période de chaleur*. A partir de ce moment, les phénomènes de la période de réaction s'atténuent, mais la température ne redescend complètement à la normale que deux ou trois heures plus tard.

**Troisième période** ou période post-critique.

Les phénomènes qui caractérisent cette période sont variables. Ce que l'on observe surtout, c'est le retour de la température à la normale ; quelquefois même on constate une véritable hypothermie. Le regard est vif, la physionomie éveillée, le pouls plein, ample, régulier, la respiration large et facile, enfin la diurèse abondante.

Telle est la suite des phénomènes que l'observation note chez la plupart des malades auxquels on applique la médication des solutions salines. C'est surtout à propos de l'injection intra-veineuse que l'on remarquera le plus d'intensité dans leurs manifestations. Au contraire, dans le procédé de l'injection sous-cutanée et dans celui de l'injection intra-rectale que nous étudierons tout à l'heure, ces phénomènes sont moins accusés et leur apparition un peu plus tardive.

---

# CHAPITRE III

## COMPOSITION DES SOLUTIONS SALINES VOIES D'INTRODUCTION DANS L'ORGANISME

Les expériences de Dujardin-Baumetz, Hayem, Schmidt, et celles plus récentes de Bosc et Vedel ont montré que de l'eau distillée introduite dans le système circulatoire produit une altération des éléments figurés du sang et spécialement des globules rouges. C'est pour s'opposer à cette action nocive que les premiers expérimentateurs ont cherché, par l'adjonction à l'eau distillée de certaines substances, à se rapprocher le plus possible de la composition chimique du sang. Ils se sont adressés pour cela au chlorure de sodium. Depuis, la composition de ces solutions a varié avec les nouveaux auteurs, qui ont compris le rôle fondamental que jouent dans la vie organique des alcalins tels que le chlorure de sodium, le phosphate de soude, le sulfate de soude. Nous ne donnerons qu'un exemple de ce rôle important, en rappelant ce que nous avons déjà dit à propos du diabète.

Toutefois, quelleque soit la composition de ces solutions, il n'est point exact de dire qu'elles n'ont aucune action nuisible. M. Mayet[1] a montré que, même à l'état de dilution étendue, les sels employés produisent par l'injection intraveineuse une altération momentanée des éléments figurés du sang. Cette altération consiste dans une perte d'élasticité des globules rouges, plus marquée et plus durable lorsque le titre de la solution et sa quantité sont plus grands. Voici, d'après leurs facultés conservatrices, l'ordre dans lequel M. Mayet place ces sels : chlorure de sodium, bicarbonate de soude, sulfate de soude, phosphate neutre de soude et sulfate de magnésie.

Les solutions composées n'ont pas encore été adoptées dans la pratique. Seule, la solution simple de chlorure de sodium est, pour ainsi dire, universellement employée.

M. Maurel, qui a très bien étudié les effets de cette solution simple, déclare, et nous l'admettons avec lui, que le titre en doit varier selon que l'on se propose de remédier aux pertes de sang (hémorragies), de combattre la déshydratation (choléra), ou enfin de faire le lavage du sang et de l'organisme (infections ou intoxications).

Voici résumées les conclusions de M. Maurel :

1° Pour remédier aux pertes de sang, il est plus avantageux d'employer les solutions qui, comme celle à 7 pour 1000, sont peu diurétiques et n'altèrent les éléments figurés du sang que lorsque dans le mélange on dépasse la proportion de 1/3 ;

2° Il en est de même quand il s'agit de combattre la déshydratation ; dans ce cas, pour diminuer autant que possible la sortie du liquide, on peut, comme le fait Hayem, ajouter à la solution une certaine quantité de sul-

[1] Mayet, *Société de biologie*, 4 décembre 1896.

fate de soude. Ce sel est en effet plus inoffensif pour les éléments figurés du sang que le chlorure de sodium ;

3° Au contraire, quand il s'agit de laver le sang, il faut s'adresser aux solutions faibles qui sont plus diurétiques. Toutefois, il ne semble pas qu'on puisse descendre au-dessous de 2 à 3 grammes pour 1000. Ce sont en effet ces solutions qui, tout en étant diurétiques à petites doses, altèrent le moins les éléments du sang.

Les différents procédés employés jusqu'à ce jour pour faire pénétrer dans l'organisme la solution saline, sont restés pour la plupart dans le domaine de l'expérimentation : telles sont les injections intra-artérielles pratiquées par Hueter, intra-péritonéales faites par Ponfick, Bizzozero et Golgi, intra-pleurales préconisées par Bozzolo. Nous nous contentons d'exposer ici les deux procédés cliniquement adoptés des injections intra-veineuses et sous-cutanées.

**Injection intra-veineuse.** — L'instrumentation en est simple. Un bock de verre auquel sera adapté un tube en caoutchouc muni d'une canule en verre à pointe fine constitue l'appareil nécessaire pour la pratique de l'injection.

L'appareil décrit par le Dr Schwartz, chirurgien de l'hôpital Cochin, est un peu différent. Au matras contenant la solution on adapte un bouchon en caoutchouc traversé par deux tubes en verre dont l'un plonge au fond du vase et l'autre affleure le bouchon. Au long tube courbé à angle droit, on réunit par l'intermédiaire d'un tube en caoutchouc, une canule en métal destinée à être introduite dans la veine. Le tube court est mis en rapport avec une soufflerie qui, en amenant de l'air sous pression, fait écouler le liquide par le long tube de verre.

Il est de toute évidence que, quel que soit l'appareil auquel on s'adresse, il devra être au préalable l'objet de la stérilisation la plus soigneuse.

A quelle veine doit-on avoir recours pour cette injection ?

On peut, en opérant sur le membre supérieur, prendre indifféremment la céphalique, la médiane céphalique, ou l'une des veines de l'avant-bras; s'il y a quelque difficulté à découvrir les premières, on pourra de même recourir aux veines du membre inférieur. On porte alors son choix sur la saphène interne, soit à la face interne de la jambe ou de la cuisse, soit au niveau des malléoles.

Le lieu de l'opération une fois déterminé, on procède à l'antisepsie parfaite de la région. On place à la racine du membre une bande en toile que l'on serre modérément. Puis l'on pratique une incision au niveau du point choisi, et, après avoir dénudé le vaisseau, on place sur sa portion périphérique et sur sa portion centrale un fil de soie qui permet de soulever la veine qu'on incise. On introduit alors la canule et on fait écouler le liquide lentement. Il ne reste plus qu'à lier le bout central et à procéder à un pansement légèrement compressif. On doit, dans le cours de cette opération, s'opposer autant que possible à l'entrée de l'air dans la veine.

**Injection sous-cutanée.** — Une seule indication doit guider le praticien dans la recherche de la région par laquelle se fera l'introduction du liquide.

L'opérateur choisira surtout une région riche en tissu cellulaire : la masse sacro-lombaire, la fosse trochantérienne, la paroi abdominale, la région rétro-mammaire. Les mêmes soins d'antisepsie que pour l'injection intra-veineuse seront nécessaires. Quant à l'instrumentation, elle se composera soit d'un bock contenant la solution, réuni par un tube de caoutchouc à l'aiguille n° 2 de l'aspirateur Potain, soit d'une simple seringue, celle du Dr Roux, par exemple, reliée à la même aiguille.

On devra, dans ces deux procédés, avoir soin d'introduire profondément l'aiguille dans le tissu cellulaire.

L'injection sous-cutanée paraît répondre pleinement aux indications les plus ordinaires de la médication par les solutions salines. Les effets qu'elle produit paraissent être du même ordre que ceux des injections intra-veineuses. La réaction de l'économie se fait avec les mêmes stades de froid, de chaleur et de retour à la normale; on a la même action sur la pression sanguine, sur les divers émonctoires et sur le système nerveux. Cependant, de l'avis de tous ceux qui ont usé des deux voies d'introduction, les injections sous-cutanées produiraient peut-être des effets moins rapides, et moins intenses. Pour ce qui est de l'injection intra-veineuse, voici résumées les conclusions formulées à ce sujet par M. A. Martin : L'injection intra-veineuse des solutions salines ne peut obéir, à notre avis, qu'à des nécessités urgentes et exceptionnelles; opération quelque peu délicate, elle comporte une instrumentation et une stérilisation à l'autoclave qui ne pourront jamais être à la portée de tous les médecins.

La méthode sous-cutanée paraît donc présenter certains

avantages, mais elle n'est pas elle-même à l'abri de tout reproche.

On a, en effet, signalé au compte des deux procédés d'injections un certain nombre d'accidents. Quelques cas d'œdème pulmonaire ont été cités après des injections intra-veineuses. On a observé à la suite de certaines injections sous-cutanées des piqûres de vaisseaux, de filets nerveux, de l'emphysème, des phlébites, de la lymphangite, des abcès ou phlegmons. M. Dignat[1] a appelé l'attention sur un accident d'un autre genre qu'il a observé chez deux malades soumis au traitement par les piqûres. Deux de celles-ci, de 15 à 20 centimètres cubes, donnèrent lieu à une douleur horrible à la suite de laquelle il y eut du gonflement dans une large zone, rougeur vive, œdème au pourtour; le gonflement et les douleurs persistèrent un mois et demi dans un cas et deux mois dans l'autre. Discutant le diagnostic, l'auteur élimine d'abord l'idée de phlegmon et rattache les accidents observés à une névrite donnant lieu à des troubles trophiques de forme spéciale, non analogues à ceux décrits par M. Arnozan à la suite de piqûres d'éther.

Ce sont là, certainement, des complications rares et qu'une antisepsie rigoureuse des instruments et de la région ainsi qu'une stérilisation parfaite du liquide à introduire éviteront pour la plupart.

Il n'en est pas moins vrai que ces piqûres multiplient les chances d'infection; qu'en outre le malade est très incommodé par ces boules d'œdème qu'on lui a produites, qui l'empêchent de se mouvoir et de se tourner dans son

[1] *Société de médecine et de chirurgie pratiques*, 1er avril 1897.

lit. De plus, la douleur que produit l'injection est toujours très vive et devient même intolérable chez certains malades à susceptibilité spéciale. Ce sont autant d'inconvénients qu'il importe d'envisager et ce sont eux qui ont conduit, comme on va le voir, certains praticiens à substituer aux injections intra-veineuse et sous-cutanée le procédé de l'*injection intra-rectale*.

---

## CHAPITRE IV

### PROCÉDÉ DE L'INJECTION INTRA-RECTALE DE SOLUTIONS SALINES

La voie rectale a été de tout temps utilisée en médecine. L'origine de son emploi semble se confondre avec la légende. Celle-ci nous rapporte, en effet, que c'est l'ibis d'Egypte qui en aurait donné l'idée aux hommes, en introduisant, à l'aide de son bec, de l'eau de mer dans l'anus pour évacuer l'intestin.

Hippocrate, Celse, Gallien, Oribase recommandent cette médication pour le traitement de diverses affections.

Sans remonter si haut, on se rappelle quel abus prodigieux il en fut fait sous le règne de Louis XIV, plaisamment appelé, par Dujardin-Baumetz, le règne du lavement, et de quelle façon Molière déversa le ridicule sur le grotesque cérémonial institué par le grand roi, pour l'administration de ce que Mme de Maintenon appelait pudiquement le « remède ».

A cet engouement si curieux, qui n'a d'analogue dans l'histoire de la médecine que celui qui se produisit à peu près à la même époque à propos de la saignée, succéda un emploi plus modéré, mais plus judicieux de cet utile agent thérapeutique.

La méthode ne remplit à ce moment qu'un petit nombre d'indications. On l'utilise pour faire de la dérivation, pour produire localement une action calmante et pour évacuer l'intestin en sollicitant la contraction de ce dernier.

Ce n'est guère qu'au début du XVIIIe siècle, avec Helvétius, que l'on cherche à faire pénétrer dans l'économie, par la voie rectale, divers médicaments. Malgré les résultats positifs qui furent obtenus, ces essais ne furent pas suivis, et il faut en arriver à l'époque actuelle pour voir définitivement appliqué dans la thérapeutique clinique ce procédé d'introduction dans l'économie des substances médicamenteuses et alimentaires.

Il y a quelques années, M. Condamin [1], frappé des inconvénients des injections hypodermiques chez les enfants, réussit à faire absorber la morphine par la voie rectale et obtint les mêmes effets que par la voie sous-cutanée.

Les mêmes considérations engagent M. Chantemesse à pratiquer la sérothérapie par injections intra-rectales.

L'auteur a pu se convaincre, à la suite de nombreuses expériences, que l'absorption par la muqueuse intestinale se faisait aussi facilement et aussi rapidement et n'avait, dans aucun des cas observés, entraîné le moindre accident. Quant aux effets produits, ils ont paru à M. Chantemesse être les mêmes qu'avec l'injection hypodermique.

Mais déjà la voie rectale avait trouvé une autre application, et l'on avait songé à utiliser cette faculté d'absorption

[1] Condamin, *Lyon médical*, 1893, t. LXXII, p. 363.

de la muqueuse rectale pour faire pénétrer dans l'organisme des substances alimentaires. Le suc intestinal ne possédant pas de propriétés digestives, on emploie des produits facilement assimilables, le lait, les liquides peptonisés, le jaune d'œuf. On parvient ainsi à nourrir les malades chez qui l'alimentation normale est impossible ou insuffisante. C'est de cette façon que Daremberg a pu, pendant quatorze mois, soutenir un malade atteint de rétrécissement organique de l'œsophage.

L'étude clinique et expérimentale du pouvoir d'absorption de la muqueuse rectale nous montre qu'il y a dans les conditions physiologiques de cette propriété des variations assez considérables suivant la nature et la quantité des produits sur lesquels elle s'exerce.

Très active pour l'eau et les sels, elle se produit assez facilement avec la plupart des médicaments. C'est ainsi que Demarquay a trouvé de l'iode dans la salive cinq minutes après un lavement ioduré. Au contraire, la térébenthine, le santal ne sont pas absorbés ; le salol ne l'est qu'au bout de quatre heures. Le sulfate de quinine est mal absorbé, probablement à cause de l'alcalinité du rectum. En ce qui concerne la plus grande partie des albuminoïdes et des graisses, le pouvoir d'absorption de la muqueuse rectale est complétement nul.

Un point important à établir, et auquel se sont attachés un certain nombre d'observateurs, est de savoir jusqu'à quel point de l'intestin pénètre le liquide injecté. Dans tous les cas, il paraît certain que, même avec une grande quantité de ce liquide, la solution ne dépasse pas la valvule de Bohin.

Si l'on opère avec une quantité moindre, 500 grammes

par exemple, la distance de pénétration semble varier suivant la force de l'injection et surtout suivant l'instrumentation employée. Divers accidents peuvent survenir si l'on recourt à une pression trop élevée. C'est ainsi que l'on a pu observer, chez des typhiques la production de perforations intestinales à la suite d'une injection trop brusque. D'après cela, il y a donc avantage à opérer avec une pression faible et à substituer à une méthode qui n'est pas sans danger un procédé qui permette d'introduire plus avant la solution saline.

Nous avons dit que, en ce qui concerne l'eau et les sels, le pouvoir d'absorption de la muqueuse rectale s'exerçait au maximum. Cette faculté est telle que, eu égard surtout à la grande étendue de la surface d'absorption, on peut, sans exagérer, dire, avec les auteurs que nous avons cités plus haut, qu'elle ne le cède en rien par sa rapidité et son activité à l'absorption sous-cutanée.

Nous ne mettrons certainement pas en parallèle la voie intra-veineuse et la voie intra-rectale. Lorsqu'on voudra agir rapidement et qu'il y aura une indication immédiate à intervenir, dans une très grave hémorragie par exemple, il faudra de toute nécessité pratiquer l'injection intraveineuse. Par ce seul procédé on pourra, dans ces cas désespérés, faire profiter le malade des bénéfices de transfusion séreuse.

Dans tous les autres cas déclarés jusqu'ici justiciables de la voie sous-cutanée, nous préférerons, et, nous allons en expliquer les raisons, le procédé de l'injection intra-rectale.

Nous ne reviendrons pas ici sur les inconvénients de l'injection sous-cutanée que nous avons exposés dans le chapitre précédent.

Nous nous arrêterons seulement aux considérations suivantes. En dehors de la perte de temps qui résulte de son emploi, le procédé de l'injection sous-cutanée nécessite une instrumentation que le praticien peut ne pas avoir à sa disposition au moment où il doit intervenir, et des précautions d'antisepsie qui ne permettent pas de le mettre à la portée des gardes-malades.

Au contraire, dans quelque milieu de la clientèle que se trouve le médecin, il aura toujours à sa disposition, soit un irrigateur Eguisier, soit une seringue quelconque. Le manuel opératoire se trouvant simplifié d'autant, il sera toujours possible à une garde-malade ou à un assistant d'exécuter la prescription.

De plus, il peut être difficile de faire accepter au malade ou à son entourage l'idée de la profonde piqûre qu'on veut lui faire. L'injection intra-rectale ou le lavement de solution saline, au contraire, ne rencontreront aucune opposition.

Le médecin pourra ainsi prescrire cette forme de traitement, en indiquer les doses, les heures de l'administration sans être tenu d'assister à son exécution.

Tels sont les avantages qui nous paraissent militer en faveur de la méthode intra-rectale et qui constituent à nos yeux une supériorité réelle sur le procédé de l'injection sous-cutanée. L'exposé que nous allons faire des documents que nous avons pu réunir sur ce point spécial de la question des solutions salines montrera que nous ne faisons que partager un avis déjà formulé avant nous.

Les recherches bibliographiques auxquelles nous nous sommes livré au début de ce travail ne nous ont permis de constater dans la littérature médicale contemporaine aucune trace d'un travail quelconque sur le sujet qui nous intéresse, et M. Landouzy dans sa dernière édition n'y fait même pas allusion.

Chez les anciens, Fernel (1597), Fontanon (1553), Sauvages (1723) parlent bien des lavements d'eau salée, mais en font un procédé d'exception. Dans le cours de ces dernières années, on trouve dans les organes médicaux un certain nombre de communications ayant trait à l'injection intra-rectale.

Comme premier en date, nous relevons, dans le *Bulletin de la Société obstétricale de France*, du 15 avril 1896, une communication de M. Sébillote, qui a traité avec succès par l'injection intra-rectale de solution saline une hémorragie grave de la délivrance. Le 26 septembre de la même année, le *British medical journal* publie une observation du même genre de M. Butler, qu'on retrouvera plus loin.

Dans le numéro du 25 novembre 1896, M. Milour établit une statistique d'observations personnelles. L'auteur a, dans une série de cinq cas très graves, employé avec succès l'injection intra-rectale de solutions salines. Cette série comprend :

3 hémorragies graves d'origine ulcus simple
1 — d'origine utérine
1 — d'origine hémorroïdaire.

Voici la méthode suivie par M. Milour. Il donne :

1° Un lavement évacuatoire d'eau tiède ;

2° Quelques minutes après un lavement de solution saline ; eau tiède : d'un verre à 1 litre, sel marin : d'une demi-cuillerée à café à une forte cuillerée à café ;

3° Un lavement alimentaire : lait bouilli et écrémé tiède (1 à 2 verres), sel marin une demi-cuillerée à café, jaune d'œuf n° 1.

M. Pauchet, d'Amiens, applique cette méthode aux malades qui subissent une opération grave. L'opéré encore endormi est porté dans son lit ; on lui administre immédiatement un lavement chaud de 500 grammes d'eau salée. On le renouvelle toutes les trois heures, en injectant 200 ou 400 grammes à la fois, suivant la tolérance individuelle du patient. L'auteur cherche à faire pénétrer ainsi 3 litres en vingt-quatre heures.

Les résultats, ajoute M. Pauchet, sont les mêmes que ceux procurés par les injections sous-cutanées ; le pouls se relève, les urines sont abondantes, et surtout le malade, n'ayant pas soif, n'absorbe rien par la bouche avant le troisième jour. Ce dernier résultat fait de plus diminuer singulièrement les vomissements chloroformiques.

Nous pensons que ce serait là une méthode à mettre en usage d'une façon systématique dans la pratique chirurgicale, quelle que soit la nature de l'opération pour laquelle on a eu à intervenir. Le chirurgien possède peu de moyens, en effet, pour relever aussi rapidement l'état général de son malade et le mettre à l'abri des complications qui pourraient survenir.

Dans un autre ordre d'idées, M. Boulangier signale dans le numéro du 17 février 1898 de la *Gazette hebdomadaire de Médecine et de Chirurgie*, un cas d'infection post-opératoire et un cas de fièvre typhoïde grave avec hémorragie intestinale dans lesquels il a recouru avec succès à

[1] Pauchet, *Bulletin médical*, 1897, n° 98.

l'administration d'injections intra-rectales de 300 grammes de solution physiologique.

Nous trouvons, à la date du 28 juillet 1898, dans le *Journal de clinique et de thérapeutique infantiles*, une communication de M. André Castan, qui, à propos des métrorragies des jeunes filles, conseille, dans tous les cas, les lavements salins à petites doses.

Enfin, une application nouvelle de la méthode des injections intra-rectales de solution saline nous est fournie par un rapport fait au Congrès de gynécologie, d'obstétrique et de pédiatrie, du 8 au 15 octobre 1898, par M^lle Mouren, maîtresse-accoucheuse dans le service du D^r Queirel, de Marseille. L'auteur, qui produit plus de soixante observations, attribue la baisse de la mortalité chez les enfants nouveau-nés, à la Maternité de Marseille, à l'emploi judicieux des solutions salines. Ces solutions sont employées en lavements, à la dose quotidienne de 100 grammes fractionnés en trois ou quatre fois. Cette médication aurait donné les meilleurs résultats chez les enfants débiles.

A Lyon, le procédé de l'injection intra-rectale de solution saline est depuis quelques années employé à la Charité d'une façon systématique. Après une série d'essais, pratiqués par M. Fochier en 1892-94, et devant les résultats obtenus, le professeur de Lyon l'érigea en méthode dans son service de clinique et en a retiré depuis, dans les hémorragies obstétricales, dans l'albuminurie et l'urémie pré-éclamptiques, de très grands bénéfices.

**Manuel opératoire.** — L'instrumentation à employer est peu compliquée.

L'irrigateur Eguisier pourra, dans les cas où l'on sera pris au dépourvu, remplir de façon suffisante le but indiqué. Il en sera de même des seringues ordinaires de contenance de 200 à 500 grammes, ou des injecteurs en caoutchouc.

Ces appareils nécessitent une pression assez considérable du liquide. Nous avons vu que certains accidents peuvent en être le résultat. De plus, le rectum est désagréablement impressionné par la brusque introduction du liquide, et l'injection, en provoquant les contractions intestinales, peut être rejetée immédiatement.

Pour ces différentes raisons, nous préférons le procédé suivant mis en usage à la Charité dans le service de la Maternité.

Un bock en verre ou en tôle émaillée, contenant la solution, est suspendu à 40 ou 50 centimètres au-dessus du lit du malade. Il est relié par l'intermédiaire d'un tube de caoutchouc à une sonde de Nélaton. Les diverses parties de cet appareil devront autant, que possible, être tenues aseptiques.

On comprend facilement que, par ce procédé, la pression employée reste minime, mais que par l'intermédiaire de la sonde on pourra faire pénétrer beaucoup plus loin la solution saline.

A défaut de sonde de Nélaton, on pourra, avec les mêmes avantages, utiliser toute sonde qui permettra de ne pas léser le rectum.

*Position à donner au malade.* — La position du malade n'est pas indifférente.

Le malade sera couché sur le côté droit, le siège un peu relevé, le corps un peu courbé en arc.

Pour diriger la sonde ou la canule de l'irrigateur, il faut se rappeler que le rectum, à sa partie inférieure, est dirigé de bas en haut et d'arrière en avant sur l'étendue de 3 à 4 centimètres, puis prend une nouvelle direction en arrière. Pour suivre cette sinuosité, l'instrument doit être introduit suivant une ligne imaginaire allant de l'anus à l'ombilic; après l'avoir enfoncé de 3 centimètres environ, on la porte légèrement en arrière jusqu'à ce qu'il ait pénétré sur une assez grande longueur.

*Température de la solution saline.* — Le premier effet de l'injection intra-rectale est de solliciter plus ou moins promptement les contractions de l'intestin, mais cette sollicitation n'est vive et durable que si le liquide est froid ou très chaud.

On devra donc s'attacher à donner à la solution une température se rapprochant de celle du corps humain, c'est-à-dire variant entre 34 et 39 degrés. Il faudra, de plus, avoir eu la précaution de placer la partie de l'appareil qu'on doit introduire dans le rectum à cette même température. C'est d'ailleurs à cette température, ainsi que l'a démontré l'expérimentation physiologique, que se produisent le mieux les propriétés d'absorption de la muqueuse rectale.

Tel est le procédé de l'injection intra-rectale des solutions salines.

Par la simplicité de son application, aussi bien que par la valeur de ses effets thérapeutiques, déjà sanctionnées par l'observation clinique, le médecin se trouvera, dans la pratique courante comme dans la pratique hospitalière, en possession d'une méthode de choix pour l'introduction dans l'organisme des liquides salins.

---

# OBSERVATIONS

## Observation I

Butler, *British medical journal*, 26 septembre 1896, (traduite par M. Audan).

*Placenta prævia. — Hémorragie grave. — Injection intra-rectale de solution saline. — Guérison.*

L'auteur est appelé auprès d'une femme qui a été atteinte dès le début du travail d'une hémorragie abondante. Après avoir reconnu une insertion vicieuse du placenta, M. Butler trouve le col très accessible, mais insuffisamment dilaté pour lui permettre d'atteindre et de perforer les membranes. Après avoir essayé de tous les moyens dont on use en pareil cas, et ne voyant aucune amélioration se produire dans l'état de la malade, M. Butler pratiqua alors à celle-ci des injections intra-rectales d'eau salée. Les vomissements étant répétés et amenant le relâchement du sphincter anal, l'opérateur dut comprimer l'orifice avec la main pour s'opposer à la sortie du liquide.

L'hémorragie s'arrêta aussitôt, le pouls reprit de l'ampleur, et, le col s'étant dilaté, M. Butler termina l'accouchement sans incident.

L'auteur attribue l'arrêt de l'hémorragie et l'amélioration de l'état général qui le suivit à l'action de la solution saline. Il pense de plus que le procédé de l'injection rectale doit être préféré à ceux des injections intra-veineuses et sous-cutanées.

### Observation II (inédite).

(Recueillie dans le service de M. le professeur Poncet).

*Sténose du pylore. — Gastro-entérostomie. — Injections intra-rectales de solution saline.*

Georges K..., quarante-quatre ans, cordonnier. Entré le 7 janvier 1899, salle Saint-Philippe.

Pas d'antécédents héréditaires ni personnels. Léger degré d'alcoolisme.

Depuis près d'un an, le malade éprouve un dégoût très marqué pour la viande et les aliments gras ; mais n'a jamais éprouvé, même après les repas, de douleur au niveau de l'estomac, et l'alcool a toujours été bien supporté.

Au mois de juillet 1898 apparurent des vomissements ; le malade éprouvait une sensation de malaise à la région épigastrique et rejetait ses aliments une heure et demie ou deux heures après le repas. Il vomit un jour des raisins qu'il avait ingérés plus de quarante-huit heures avant.

Le malade aurait remarqué des mouvements péristaltiques ou antipéristaltiques survenant immédiatement après le repas.

A son entrée dans le service, le malade est pâle et amaigri. Les traits sont tirés et la peau a pris une teinte de vieil ivoire ; la peau plissée ne revient pas immédiatement à sa situation normale.

Le malade est très affaibli ; la marche est difficile et l'état général semble déjà profondément troublé.

L'alimentation est impossible ; le malade rejette tout ce qu'il prend.

A l'examen de la région abdominale, on constate une dépression à la partie supérieure de la paroi et une voussure de la région ombilicale et des parties inférieures de l'abdomen.

C'est à ce niveau également que l'on constate les contractions antipéristaltiques.

La palpation de la région épigastrique produit une souffrance assez vive ; mais il n'y a pas de douleur spontanée.

Au-dessus de l'ombilic et un peu à droite de la ligne médiane, on perçoit une tumeur très dure, du volume du poing. Pas d'ascite.

Rien aux poumons ni au cœur. Pas d'albumine dans les urines.

9 janvier. — Intervention, par M. le Dr Bérard, professeur agrégé. Anesthésie au mélange de Billroth. Incision de 8 centimètres au-dessus de l'ombilic sur la ligne médiane. On perçoit alors une grosse tumeur qui englobe la région pylorique.

Un pli de la face postérieure de l'estomac est attiré à travers une ouverture pratiquée dans le mésocôlon transverse, et fixé à ce niveau par quelques points de suture.

Suture d'une anse jéjunale à la paroi stomacale par deux plans, muco-muqueux et séro-séreux.

Enfin, suture en deux plans de la paroi abdominale.

10 janvier. — On administre au malade, le matin et le soir, un *lavement de solution de chlorure de sodium* de 500 centimètres cubes, suivi d'un lavement alimentaire. L'état général se relève, les vomissements ont disparu ; la température s'abaisse à 37°8.

11 janvier. — *Nouveau lavement de* 500 *grammes de solution saline.*

13 janvier. — Le malade présente une amélioration notable ; la force musculaire a subi un accroissement très sensible.

16 janvier. — Ablation des fils de suture. Pas de suppuration. Le malade va de mieux en mieux, peut s'asseoir sur son lit et commence à s'alimenter avec de la poudre de viande. État général excellent, pas de température.

## Observation III (inédite).

(Recueillie dans le service de M. le professeur Fochier).

*Hémorragie pendant le travail. — Forceps. — Injections intra-rectales.*

L. Ch..., trente-quatre ans, repasseuse, entrée dans la nuit du 25 au 26 mars, 1895, a déjà eu un accouchement avec application de forceps, suivi d'hémorragie.

Les douleurs débutent à 1 heure du matin. Rupture des membranes à 4 heures. A 6 heures, dilatation du diamètre d'une pièce de 1 franc. On diagnostique une O. I. G. P., battements fœtaux : 34 au 1/4.

10 heures matin. Les douleurs se rapprochent; on constate un écoulement sanguin par la vulve.

10 h. 40 : L'écoulement sanguin continue et augmente même ; on place la malade la tête basse ; le facies est pâle, le pouls dépressible, fourmillement aux extrémités : imminence de syncope.

11 heures : M. le professeur Fochier observe une transformation de la position en O. I. D. P. Anesthésie de la malade qu'on porte sur la table d'opération. Sondage de la vessie. On constate de l'albumine dans l'urine. Application de forceps nécessitant une traction très énergique. Enfant du sexe féminin cyanosé avec bosse sanguine assez considérable. Immédiatement après la sortie de l'enfant, il se produit un écoulement de sang assez considérable et l'expression de l'utérus fait sortir des caillots abondants. On comprime immédiatement l'aorte. L'écoulement sanguin paraît devoir s'arrêter.

Le placenta est toujours adhérent, aussi la délivrance est remise à plus tard.

11 h. 1/4 : La malade s'est réveillée. A ce moment se produit une nouvelle hémorragie que l'on estime à 1500 grammes. On

comprime de nouveau l'aorte. M. le professeur Fochier fait rapidement la délivrance; nouvelle perte de sang. On comprime toujours l'aorte. Injection d'ergotine. On donne à la malade un *lavement d'eau salée* de 500 grammes. Arrêt de l'hémorragie.

11 h. 30. Lavage utérin de solution chaude iodée. L'hémorragie est complètement terminée. La malade très affaiblie est surveillée avec soin. Le pouls est petit, irrégulier.

4 heures soir: *Injection intra-rectale de solution saline*, à la suite de laquelle l'état général paraît s'améliorer.

27 mars. — *Deux injections intra-rectales* de solution saline. Le pouls est plus régulier, plus ample, la malade se sent mieux.

28 mars. — *Deux injections intra-rectales*; l'état général est satisfaisant, les forces reviennent.

Sortie, le 6 avril.

### Observation IV (thèse Comte.)

(Service de M. le professeur Poncet, communiquée par M. le professeur agrégé Bérard).

*Extirpation d'un énorme fibrome de l'utérus. — Phénomènes alarmants de dyspnée extrême et de tachycardie. — Injections sous-cutanées et intra-rectales de sérum artificiel. — Guérison.*

Mme V..., quarante-six ans, porteur d'un énorme fibrome utérin qui ne put être opéré au printemps de 1898, vu l'état de la malade. A la suite d'une grippe assez sérieuse dont elle est convalescente; elle présentait à cette époque, aux deux bases, des signes de congestion et souffrait de points de côté certainement pleuraux.

Le 10 juin 1898, on lui enlève son fibrome à la maison de santé : son poids est de 4 kilogrammes. L'opération est assez simple; amputation sus-vaginale. Les suites immédiates furent bonnes, mais, le quatrième jour, sans cause apparente, il y a une congestion pulmonaire intense des deux côtés avec dyspnée vive. T. = 39°2. Ces accidents, qui ne sont pas en relation avec la plaie, cèdent au bout de deux jours par applications répétées de ventouses sèches aux deux bases, et par l'administration d'une potion à la morphine, le tolu et l'alcool. Le dixième jour après l'opération, l'état local, comme d'ailleurs l'état général, est excellent. T. = 37°5.

A ce moment, le pédicule de la tumeur que l'on avait extériorisé au moment de l'opération, est sectionné au-dessous de la broche qui le soutenait, quoiqu'il ne fût pas complètement sphacélé. Cette section a pour but de supprimer un petit clapier purulent qui s'était formé entre le pédicule et les bords de la plaie de la paroi abdominale. Un léger suintement sanguin se produit. Il est tari par la simple compression; mais on remarque, sur la tranche du pédicule, de grandes lacunes béantes toutes disposées pour l'absorption des liquides de la plaie. Le soir même, la malade se plaint de frissons, la température monte à 39°2, la dyspnée est extrême, le pouls est à 110. Même état pendant la nuit. Le matin suivant, ventouses et morphine. A midi, la dyspnée a augmenté. T. = 39°8. L'état de la malade est très inquiétant : elle se plaint de vives douleurs vers la plèvre gauche. Pourtant il n'y a pas de crachats hémoptoïques, et pas d'autres signes d'infarctus que cette dyspnée. A l'auscultation on entend des râles fins de congestion diffuse aux deux bases sans localisation nette. Devant cet état de choses et devant l'échec des ventouses que l'on applique de nouveau aux deux bases, on pratique deux injections de sérum artificiel de 400 grammes chacune (NaCl 8 grammes, eau distillée, 1 litre), pendant l'après-midi, dans le tissu des muscles antérieurs de la cuisse. Pas d'effets immédiats, mais, le soir même, la langue qui, le matin, était sèche et rôtie, devient humide et rosée. Le pouls, plus plein, s'abaisse à 100, et la malade, vers minuit, peut reprendre la position étendue sans suffocation. Dans le milieu de la nuit, on pratique une *injection intra-rectale* à 700 grammes de sérum artificiel (8/1000).

Le lendemain, T. 38°8; dyspnée beaucoup moindre, pouls 95. Le point de côté diminue notablement, bien qu'il y ait encore des râles congestifs aux deux bases ; la langue est humide, l'aspect général plus rassurant, la malade se sent mieux. Depuis, la convalescence s'est poursuivie sans incident. Quatre jours après, la température est redevenue normale et la cicatrisation de la plaie se poursuit.

### Observation V (inédite).

(Recueillie dans le service de M. le professeur Fochier).

*Hémorragie de la délivrance. — Injections intra-rectales de solution saline.*

G..., Amélie, vingt-six ans, couturière. Entrée le 16 décembre 1897.

Trois accouchements antérieurs. Aucun antécédent. Pas d'albumine.

Diagnostic : O. I. D. A.

16 décembre. — Le travail marche d'une façon régulière.

17 décembre. — L'accouchement a lieu normalement à 7 heures du matin. Fille bien portante.

Dix minutes après la sortie de l'enfant, on constate que le placenta est adhérent. Une perte de sang très abondante se déclare ; on essaie de décoller le placenta ; après plusieurs tentatives, on n'arrive qu'à en ramener quelques débris, le centre du placenta paraît faire corps avec l'utérus. On fait une *injection intra-rectale d'eau salée*. L'hémorragie paraît s'arrêter. On arrive à amener le reste du placenta. On pratique alors une injection iodée intra-utérine. Trois heures après, une nouvelle *injection intra-rectale* de solution saline est donnée. L'hémorragie s'est arrêtée. Le soir, la même *injection intra-rectale* est renouvelée.

Bon état général pendant les jours suivants ; mais une phlébite de la jambe gauche se déclare, et on évacue la malade à l'infirmerie.

## Observation VI[1]

(Recueillie dans le service de M. le professeur Fochier, *in* thèse Comte.)

*Placenta prævia. — Hémorragies. — Accouchement provoqué. — Rupture artificielle des membranes. — Ballon de Champetier. — Extraction par les pieds. — Hémorragie arrêtée par l'injection intra-rectale de sérum artificiel (500 gr.). — Collapsus. — Injection sous-cutanée de sérum artificiel. — Guérison.*

G... Joséphine, trente-six ans, ménagère, entrée le 10 février 1898, à la clinique obstétricale.

Réglée à quatorze ans, régulièrement. Neuf accouchements antérieurs, dont deux fausses couches : une à six mois, l'autre à huit. cinq enfants vivants et bien portants, les autres morts d'affections indéterminées. Une fois, il y eut présentation du siège.

La grossesse actuelle est presque au huitième mois ; jusqu'à présent, elle avait évolué normalement. Le 8 février 1898, première perte sanguine, ayant duré environ un quart d'heure, avec une très grande abondance, puis avec une abondance moindre pendant deux heures. Aucun traitement n'a été institué pour cette hémorragie, que la malade aurait vu cesser par l'ingestion de café noir ? Le lendemain matin, à 9 heures, nouvelle perte qui dure jusqu'au soir ; à ce moment, léger répit, puis, de nouveau, hémorragie jusqu'au moment de l'intervention.

Effrayée par ces pertes, la malade entre à la clinique le 10 février à 2 heures du matin. A 9 h. 40 on se décide à intervenir.

S. I. G. P. Rupture artificielle des membranes; tentative infructueuse d'extraction manuelle par suite de la difficulté qu'il y a à abaisser le pied.

[1] Francis Comte, *Des injections sous-cutanées de sérum artificiel*, Lyon, 1898.

A 10 heures, ballon de Champetier, gonflé avec trois seringues d'eau. A 11 h. 1/4, quelques douleurs. Nouvelle seringue d'eau dans le ballon ; tractions.

A 1 h. 10, dilatation de l'orifice externe à 4 centimètres. L'hémorragie continue et le sang s'accumule derrière le ballon.

A 1 h. 1/2, douleurs plus fortes, orifice interne encore tendu et résistant ; l'hémorragie continue.

A 1 h. 45, anesthésie ; nouvelle seringue d'eau dans le ballon ; tractions. L'orifice interne cède et le ballon est expulsé à 1 h. 58. Procidence du cordon, extraction par les pieds en trois minutes. A 2 h. 02, la délivrance est achevée. Enfant en état de mort apparente et qui ne tarde pas à succomber.

Injection iodée intra utérine. L'utérus revient bien, il est dur. Le segment inférieur saigne toujours. Le sang s'écoule lentement pendant les contractions.

Deux heures et demie après l'accouchement, la malade perd toujours, l'expression de l'utérus fait sortir 200 grammes de caillots environ. Tendance à la syncope. « J'ai vu noir », dit la malade. Pouls petits, rapide, irrégulier, variable. Flagellation de la face. Ergotinine Tanret : VI gouttes en injection. *Lavement de 500 grammes de sérum artificiel à 9 pour 1000.* L'hémorragie s'arrête. Dans la soirée, injections répétées de sérum artificiel (1200 gr. environ) à la cuisse gauche. Le soir, la malade est hors de danger et va aussi bien que possible.

### Observation VII (inédite)

(Recueillie dans le service de M. le professeur Fochier).

*Placenta prævia. — Hémorragie. — Injections rectales de solution saline.*

Ch...., trente-sept ans, ménagère, entrée le 23 janvier 1899. Antécédents : syphilis datant de 1896. Quatre accouchements antérieurs, un à sept mois, une fausse couche de cinquante jours. Les douleurs ont débuté le 21 janvier. Le fœtus est mort. On constate une insertion vicieuse du placenta.

23 janvier, 11 heures du matin. — Expulsion d'un enfant du sexe féminin dont la macération est avancée. Poids 1300 grammes. Une hémorragie très abondante se produit à ce moment. On procède immédiatement à la délivrance artificielle; et on fait une *injection intra-rectale* d'eau salée de 500 grammes. L'hémorragie s'arrête. Le pouls se relève. Le soir, on pratique une deuxième *injection intra-rectale.*

24 janvier. — La malade va bien ; l'état général est satisfaisant.

## Observation VIII (inédite).

(Recueillie dans le service de M. le professeur Fochier).

*Hémorragie de la délivrance. — Injections intra-rectales de solution saline.*

B..., Antoinette, trente-sept ans, tulliste.

Entrée le 1er décembre 1897, O.I.G.A. Un accouchement antérieur.

2 décembre. — Début des douleurs à 11 h. 30 du matin.

3 heures du soir. — Accouchement normal et rapide. Enfant, sexe féminin, bien portant.

On est obligé de faire la délivrance artificielle.

A ce moment se produit une hémorragie très notable qui paraît céder à la compression de l'utérus. Puis brusquement l'hémorragie augmente. On comprime l'aorte et on donne un *lavement d'eau salée.* Quelques minutes après, l'hémorragie s'arrête. La malade est abattue, le pouls est faible.

3 décembre. — L'état général est meilleur. On donne malgré cela un deuxième *lavement d'eau salée.*

4 décembre. — La malade va mieux. Le pouls est fort et régulier. Pas de température.

La malade sort le 15 décembre en parfaite santé.

## OBSERVATION IX (inédite).

(Recueillie dans le service de M. le professeur Fochier).

*Albuminurie. — Urémie pré-éclamptique. — Injections intra-rectales de solution saline.*

G. A..., vingt-quatre ans, dévideuse, entrée dans le service le 24 décembre 1898. A eu, à quinze ans, la scarlatine avec néphrite, œdème considérable et albuminurie abondante. Une grossesse antérieure avec crises d'éclampsie. L'albuminurie a persisté à la suite de son accouchement.

Au moment de son entrée dans le service, la malade a 50 centigrammes d'albumine. Grossesse de huit mois. Au début de la grossesse, vomissements qui cédèrent au régime lacté. Céphalée persistante malgré ce régime.

*Diagnostic:* O.I.G.T. Bruits du cœur normaux. Tête mobile au détroit supérieur. Rien au bassin.

29 décembre. — Tête peu élevée, mais mobile. Urines 1400 grammes. Albumine, 4 gr. 50.

12 janvier 1899. — La malade divague, troubles visuels. Quelques mouvements convulsifs. On administre 6 grammes de chloral, un purgatif, puis on pratique une *injection intra-rectale de solution saline.*

13 janvier. — Les douleurs se déclarent ; léger écoulement sanguin. A ce moment le col est encore long, souple, dilatable à *1 cm. 50.*

3 heures soir. — Douleurs toutes les dix minutes.

9 heures du soir. — Les douleurs continuent. Ecoulement sanguin inquiétant. Le col a sa même longueur. On introduit une bougie. Glaires sanguinolentes. Quelques instants après on retire la bougie; les douleurs cessent à minuit; *injection intra-rectale de solution saline;* la malade s'endort.

14 janvier. — L'état général est notablement amélioré, 30 centigrammes d'albumine. Plusieurs selles dans la journée.

15 janvier. — Les bruits du cœur paraissent moins bien frappés. M. le professeur Fochier fait introduire une bougie. Le col est refermé ; tout signe de travail a disparu.

A midi et demi, les douleurs recommencent et se répètent toutes les quarante minutes. A 2 heures, le col est dilaté comme deux francs. Rupture des membranes. Les douleurs deviennent continues.

2 h. 40 : L'accouchement se produit d'une manière rapide, suivi de la délivrance. A ce moment, hémorragie de 700 grammes. On administre à la malade V gouttes d'ergotinine et on pratique une *injection intra-rectale d'eau salée*. L'enfant est vivant et vigoureux.

16 janvier. — Le matin et le soir, *injection intra-rectale de solution saline*.

17 janvier. — *Deux injections intra-rectales*.

18 janvier. — *Deux nouvelles injections intra-rectales*. La malade sent ses forces revenir. Son état général s'est beaucoup amélioré.

25 janvier. — La malade va de mieux en mieux et doit sous peu quitter le service.

### Observation X (inédite).

(Recueillie dans le service de M. le professeur Fochier).

*Albuminurie. — Macération.*

Jeanne P... entrée à la 2e infirmerie le 15 novembre 1898.

Pas de maladie antérieure. Rein droit flottant et albuminurie depuis un mois. Depuis ce moment, la malade est au régime lacté. Primipare ; grossesse de sept mois O.I.G.T.

17 novembre. — Urines, 1200 grammes. Albumine, 13 ou 14 grammes.

18. — Albumine, 20 grammes. On *donne chaque jour une injection intra-rectale de solution saline* de 300 grammes.

19. Albumine, 24 grammes.
21. — 16 —
22. — 6 —
23. — 9 —
24. — 8 gr. 1/2.
25. — 7 gr. 1/2.

L'albumine va toujours en diminuant.

Le 11 décembre, il n'y a plus que 1 gr. 25.

Le 12, début des douleurs.

3 h. 10 soir : Rupture des membranes.

5 heures : La tête est à la vulve. Douleurs toujours fortes.

6 heures : Expulsion du fœtus macéré et du placenta quinze minutes après.

Pas de pertes de sang. Suites de couches normales.

Il n'y a pas d'albumine dans les urines.

La malade sort bien portante le 31 décembre.

## Observation XI (inédite).

(Recueillie dans le service de M. le professeur Fochier).

*Albuminurie. — Urémie pré-éclamptique. — Décollement placentaire. — Hémorragie. — Injections intra-rectales de solution saline.*

Rosalie F..., vingt-cinq ans, entrée le 22 décembre 1897.

Fièvre typhoïde à huit ans. Deux fausses couches : l'une à deux mois, l'autre à quatre mois et une grossesse normale, sans hémorragie.

Dans le cours de la grossesse actuelle, la malade a eu des vomissements très accentués qui l'ont obligée à faire plusieurs séjours à la Charité.

22 décembre. — Les douleurs ont commencé à 4 h. 1/2 du matin. La malade a perdu une quantité de sang qui n'a pu être évaluée, mais qui a été assez abondante.

9 h. 30 : A cause de l'hémorragie, on ne procède pas complètement au diagnostic. On reconnait seulement une présentation du sommet. Le col est complètement dilaté. On perce les membranes. L'enfant est expulsé rapidement. Le placenta suit aussitôt, accompagné de 500 grammes de caillots environ.

10 h. 10 : Aussitôt après l'accouchement, l'utérus devient très ferme, son fond est au niveau de l'ombilic.

La malade se plaint d'un violent mal de tête et a des troubles visuels bien marqués.

On la sonde et on retire 10 centimètres cubes environ d'une urine trouble. Grande quantité d'albumine.

On donne immédiatement un *lavement d'eau salée*, mais qui est rejeté en partie.

10 h. 30 : Vive agitation présageant un accès d'éclampsie.

10 h. 45 : L'accès se déclare ; état comateux. L'utérus a sa consistance normale. La perte de sang continue, mais sans être trop inquiétante.

12 h. 30 : L'utérus se ramollit. On administre VI gouttes d'ergotinine Tauret. Injection sous-cutanée de sérum artificiel. Le pouls se relève.

1 h. 45 : Un état syncopal se déclare. Le visage devient pâle, le pouls est filiforme ; on place la malade la tête basse, flagellations. On fait de la compression des membres inférieurs qu'on tient élevés pendant trois heures et demie. On fait une piqûre de caféine et deux d'éther, nouvelle injection d'ergotinine.

L'utérus est flasque. On procède alors à un tamponnement utérin. La compression bimanuelle est pratiquée pendant dix minutes. Un quart d'heure après, l'hémorragie recommence. Nouvelle tendance à la syncope. On enlève le premier tamponnement et on en fait un second plus serré. Compression bimanuelle pendant cinquante minutes. Les contractions utérines paraissent se manifester. Sondage vésical. Toujours beaucoup d'albumine.

La malade est pâle, abattue. Le pouls est petit et irrégulier.

9 heures du soir : L'état général paraît meilleur. Pouls, 84. L'utérus est plus ferme. Pas d'hémorragie.

23 décembre, 10 heures matin. — La malade a bu 1 litre 1/2 de

lait. Les urines sont plus abondantes, plus claires, moins albumineuses.

L'analyse des urines de la veille a montré une quantité de 7 gr. 1/2 d'albumine par litre.

8 heures soir : La journée a été calme, malgré l'apparition de vomissements. Douleurs dans le côté gauche. On retire le tamponnement. Injection iodée intra-utérine. La douleur disparaît. Pouls, 100. Les troubles visuels ont diminués.

Comme la malade est très affaiblie, on lui donne un *lavement d'eau salée.*

24 décembre. — La malade a sommeillé pendant la nuit, température, 37°2. Les urines sont abondantes. On fait deux injections intra-rectales de solution saline bien tolérées.

25 décembre. — Bon état général. Pas de température.

Urines : 0,75 d'albumine par litre.

On fait *deux nouvelles injections intra-rectales.*

26 décembre. — L'état général est satisfaisant. L'albumine est notablement diminuée. *Injection intra-rectale d'eau salée.*

27 décembre. — Très léger nuage d'albumine.

28 décembre. — Très bon état général ; la malade s'alimente. Lait, potages au lait.

Sortie le 12 janvier avec guérison.

---

# CONCLUSIONS

De l'ensemble de ce travail et de la lecture des observations qui le terminent, nous tirerons les conclusions suivantes :

1° Dans l'étude des effets thérapeutiques des solutions salines, il y a deux genres de phénomènes à envisager.

Les uns, d'ordre physique ou chimique, répondent aux indications demandées autrefois à la transfusion sanguine, et relèvent de ce que nous avons appelé *la transfusion séreuse.*

Les autres, d'ordre purement physiologique, sont encore imparfaitement déterminés. Nous les avons compris dans une étude spéciale, sous le nom de : *lavage du sang.*

2° La méthode des injections intra-veineuses et sous-cutanées n'est pas exempte d'accident ; de plus, les difficultés d'exécution qu'elle présente sont un obstacle à son application dans la pratique courante.

3° L'absorption des solutions salines par la muqueuse

rectale est aussi facile et aussi rapide que celle qui a lieu par la voie sous-cutanée.

4° Le procédé de l'injection intra-rectale de solution saline produit les mêmes effets thérapeutiques que celui de l'injection sous-cutanée, et présente de plus une simplicité qui le fera toujours accepter par le malade et qui permet de l'exécuter, en certains cas, en l'absence du médecin.

5° On se servira pour ce procédé de la solution de chlorure de sodium, dont il sera bon de faire varier les proportions, selon les effets qu'on veut obtenir, et suivant les règles qui ont été énumérées.

---

# BIBLIOGRAPHIE


AUDEBERT, Congrès de gynécologie et d'obstétrique de Bordeaux, 1895; Société obstétricale et gynécologique de Bordeaux, 1896.

AUZIAS, Injections intra-veineuses en pathologie médicale (thèse de Montpellier, 1892.

BECK, Influence of injonction salt in loos of blood, 1893.

BENHAM, The Lancet, 1893, p. 887.

BEURNIER, Bulletin général de thérapeutique, 30 juillet 1897.

BOLOGNESI, Bulletin général de thérapeutique, 8 novembre 1898.

BOSC, Presse médicale, 16 mai 1896.

BOSC et VEDEL, Semaine médicale, 1896, p. 326; Société de biologie, 1896; Congrès de Nancy, 1896; Archives de physiologie, 1897.

BOULANGIER, Gazette hebdomadaire de médecine et de chirurgie, 17 février 1898.

BOUVERET, Lyon médical, septembre 1884.

BOUREAU, Technique des injections de sérum artificiel (thèse de Paris 1898.

CARTIER, Union médicale, 1896, t. II, p. 386.

CASTAN, Journal de clinique et de thérapeutique infantiles, 28 juillet 1898.

CHANTEMESSE, Journal de médecine de Paris, 21 mars 1897.

CHÉRON, Technique des injections de sérum, Revue médico-chirurgicale des maladies des femmes, 1894.

CHEVRETIN, Injections massives de sérum artificiel, 1897.

CLAISE, Injections salines massives dans les hémorragies et les infections (Revue de chirurgie, 1896).

DASTRE, Le lavage du sang (Archives de physiologie normale et pathologique, p. 93, 1888).

DASTRE et LOYE, Grandes injections de sérum artificiel (C. R. de la Société de biologie, Paris, 1889); Grandes injections intra-vasculaires de sérum artificiel (Archives de physiologie, Paris, 1888, p. 93; 1889, p. 228).

DÉLÉARDE, Courrier médical, 10 juillet 1898.

DELBET, Recherches sur le lavage du sang (Annales de gynécologie et d'obstétrique, Paris, 1889); de l'hématokatarsie, lavage du sang (Presse médicale, Paris, 22 février 1896). C. R. de la Société de biologie, 1896, p. 589.

DIGNAT, Société de médecine et de chirurgie pratique, 1er avril 1897.

DJEMIL-BEY, Gazette médicale d'Orient, 1896.

DODD, British medical Journal, 25 janvier 1896.

DUJARDIN-BEAUMETZ, Bulletin de la Société de thérapeutique, Paris, 1888.

DURET, Des injections salines (Semaine gynécologique, 28 avril et 5 mai 1896).

DURET et FOURMEAUX, Des injections massives de solutions salines (Académie de médecine, 1896).

ETABLE, Injections salines massives dans les infections (thèse de Paris, 1897).

FANEY, Du traitement des hémorragies par le sérum salé (thèse de Paris, 1896).

FOURMEAUX, Des injections salines interstitielles (Société anat. clinique, 1896), Des injections sous-cutanées massives de solutions salées (thèse de Paris, 1896).

GERVAIS DE ROUVILLE, Injections intra-veineuses et sous-cutanées de sérum artificiel (Nouveau Montpellier médical, t. II, 1894).

GUINARD, Traité de chirurgie de Le Dentu et Delbet, t. VI.

HALLION, Archives de physiologie, 1896, p. 707.

HAYEM, Le sang ; Traitement du choléra par les injections intraveineuses (Paris, Masson, 1884) ; mort par hémorragie (Archives de physiologie n. et p., 1888, t. I, 4° S.) ; Gazette médicale de Strasbourg, 1886, 4° S. t. XV ; leçon inaugurale faite à l'hôpital Saint-Antoine, décembre 1896 ; Presse médicale, 1896, p. 661, 1897, n° 2 et 11 décembre.

HŒRMANN, L'eau froide et les injections de sérum en chirurgie (thèse de Paris, 1897).

P. HORROCKS, Transfusion of the obstetr. (Society of London, 1893, XXXV, p. 430, 450).

HUCHARD, Journal des Praticiens, 1896.

HUTINEL, Société médicale des Hôpitaux, juin 1895.

IMOUKOFF, Lavage du sang et de l'organisme (thèse de Toulouse, 1897.

JAVLE, Presse médicale, 4 janvier 1896.

JENNINGS, The Treatment of excessive hemorragie (British medical Journal, 1896).

JOLYET et LAFONT, Injections intra-veineuses d'eau salée (C. R. A. Sciences naturelles, 1879).

KRONECKER, Kritische und Experim über lebensristende. Infusionen von Kochsaltzlosung bei Hunden.

LANDOUZY, Les sérothérapies.

LE CLERC, Transfusion de sérum artificiel (Polyclinique, n° 5, 1897).

LEJARS, Le lavage du sang par injections sous-cutanées et intraveineuses (Librairie Masson et Cie, boulevard Saint-Germain, 120 et Presse médicale, 13 et 23 mai 1896).

LÉPINE, Transfusion intra-veineuse de sérum (Semaine médicale, 1885).

MAC NEIL, Australasiam med. Gazet., 20 décembre 1896.

MALASSEZ, Solutions salées dites physiologiques (Bull. Soc. Biol., n° 17).

MANQUAT, Traité de thérapeutique, t. I.

A. MARTIN, Bulletin général de la Société de thérapeutique, 8 janvier 1899.

MAUREL, Action de l'eau distillée sur le sang et l'organisme. (Archives médicales de Toulouse, décembre 1896, janvier et mars 1897); Action du chlorure de sodium sur le sang et l'organisme (Soc. de Biol., janvier et février 1897).

MAYET, Lyon médical, 1891, p. 37, 77, 118, 184.

MAYGRIER, Injections de sérum à doses massives (Soc. obstétric. de France, 1896).

MELLIÈS, Traitement des péritonites post-opératoires (thèse de Lyon, 1897).

MICHAUX, Traité de chirurgie de Duplay et Reclus, t. V et Société de chirurgie, 8 janvier 1896.

MILOUR, Médecine moderne, 25 novembre 1896.

MONOD, Société de chirurgie, 18 décembre 1895.

Mlle MOUREN, Congrès de gynécologie, d'obst. et de péd., 8 au 15 octobre 1898.

MOURETTE, Essai sur le lavage du sang (thèse de Paris, 1897).

OLIVIER, Sérum artificiel dans les hémorragies du post-partum (S. gyn. de Paris, 1896).

PAUCHET, Bulletin médical, 1897, n° 98.

PEYROT, Société de chirurgie, 18 décembre 1895.

PHOCAS, Lavage du sang (Nord médical, 15 octobre 1897).

PHOCAS et INGLESSIS, Considérations sur le fonctionnement de l'hôpital de campagne envoyé de Paris à la guerre gréco-turque (Congrès de chirurgie de Paris, séance du 20 octobre 1897).

PINARD, Traitement de l'affection puerpérale (Semaine Médicale, 1895 et Bulletin de l'Académie de médecine, 30 juin 1896).

QUÉNU, Société de chirurgie, 17 mars 1897.

RENOU, A propos des grandes injections de sérum artificiel (Archives méd. Angers, I, p. 538).

REVUE générale de Delamare et Descazals (Gazette des Hôpitaux, 12 juin 1897).

RICHET, Hémothérapie en général (Phys. de Laboratoire, III, 1895).

RODRIGUEZ-ABAYTNA, Las transfusiones hypodermicas de suero artificial Méthode de Cheron (Rev. de med. y. cir. p. Madrid 1894, XXXV, 52).

Roux (de Lausanne), Archives médicales de la Suisse, 1884, IV.

Ruy-Smith, Fives cases of intravenores injection of saline fluid, for hemorrhage and collapse. (Lane., London 1892, I., p. 913, 915).

Sahli (de Berne), Ueber Auswaschung der menslichen Orgarnismus, und über die Bedeuhung der Wasserzurfuhr in krankheiten (Innere Medecin., n° 5, novembre 1890).

Sanguirico, Archives italiennes de Biologie, 1887, p. 53.

Schwartz, thèse d'agrégation, Hale 1881.

Schweyler, Transfusion of saline solution in post-partum hémorragie, 1890.

Sébillote, Bull. de la Société obstétricale de France, 15 avril 1896.

Soulier, Traité de thérapeutique, t. II.

Tixier, L'éviscération en chirurgie abdominale (thèse de Lyon, 1897).

Tuffier, De l'hématocatharsie (Presse médicale, 1896).

Viault, Transfusion du sang et injections intra-veineuses (thèse de Paris, 1875)

Vigour, Principales indications thérapeutiques des injections de sérum physiol. (thèse de Paris, 1897).

Von Wagner, Contribution à la thérapeutique des injections de sérum (Correspond.-Blatt f. Schweitz. Aertze, 15 mars 1898).

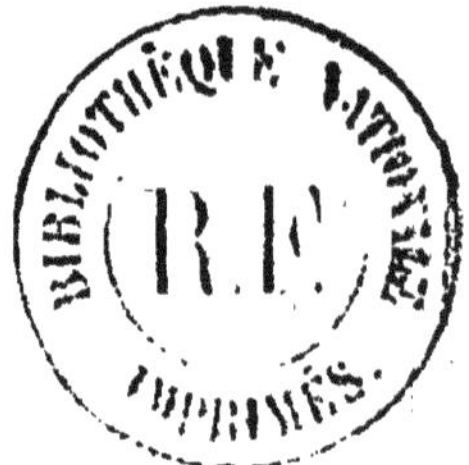

# TABLE



Lyon. — Imprimerie A. REY, 4, rue Gentil. — 1904.

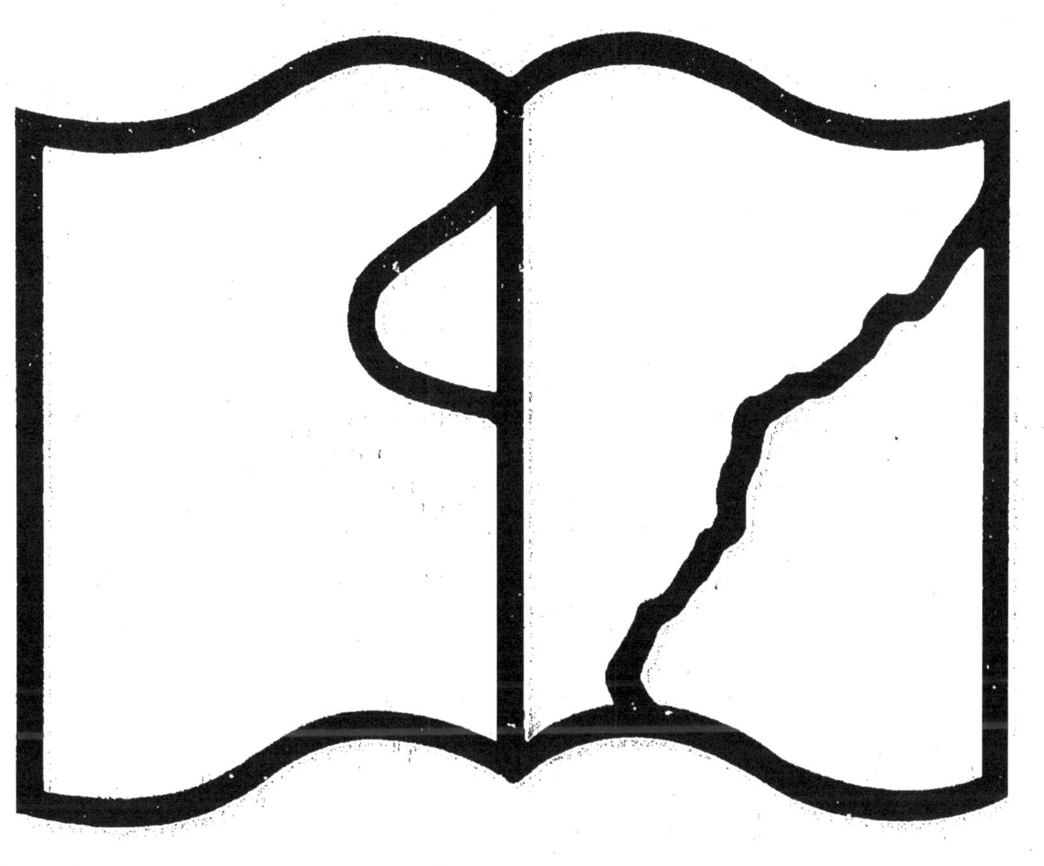

Texte détérioré — reliure défectueuse

**NF Z 43-120-11**

www.ingramcontent.com/pod-product-compliance
Ingram Content Group UK Ltd.
Pitfield, Milton Keynes, MK11 3LW, UK
UKHW020421230726
13925UKWH00004B/1552

9 782013 582018